Au Dr Loyson

Hommage amical.

Dr [illegible]

Bourg-Argental (Loire)

ÉTUDE EXPÉRIMENTALE

DE

L'ACTION DU NITRATE D'ARGENT

Sur la Cornée

ÉTUDE EXPÉRIMENTALE

DE

L'ACTION DU NITRATE D'ARGENT

SUR LA CORNÉE

PAR

LE Dr FRANÇOIS CROZAT

ANCIEN INTERNE PROVISOIRE DES HÔPITAUX DE LYON
ET DE LA CLINIQUE OPHTALMOLOGIQUE

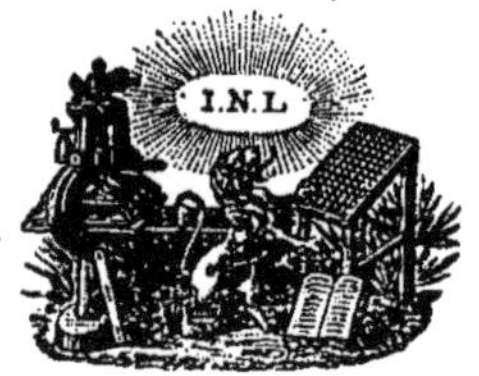

LYON
IMPRIMERIE NOUVELLE
52, Rue Ferrandière, 52

1886

INTRODUCTION

Au début de nos recherches sur les complications cornéennes qu'entraîne l'emploi du nitrate d'argent, lorsque nous avons institué nos premières expériences, les difficultés de cette étude ne nous ont pas frappé de prime abord.

Mais à mesure que nous avancions dans nos travaux nous avons compris la nécessité de laisser sans les résoudre quelques points de la question ; tels sont : le rôle que joue l'épithélium antérieur dans la réduction du nitrate d'argent, le traitement de l'opacité noire, ou son application pratique au tatouage des albugos, etc.

Ainsi envisagé, notre sujet aurait pris une extension trop considérable ; aussi nous sommes-nous limité à l'action du nitrate d'argent sur la cornée, selon les conditions de lumière ou d'obscurité, de tension normale ou d'hypertonie du globe oculaire.

Avant d'entrer en matière, notre reconnaissance

doit se manifester hautement envers notre maître, M. le professeur Gayet, dont les conseils judicieux aussi bien pour la direction méthodique des expériences que pour les détails opératoires, nous ont soutenu jusqu'à la fin. Qu'il veuille bien accepter l'hommage de notre thèse inaugurale.

Notre excellent ami, M. le docteur Masson, chef de clinique, a droit à notre gratitude pour les idées originales qu'il nous a communiquées, le concours éclairé et de tous les instants qu'il a mis à notre disposition.

Nous remercions bien sincèrement M. Meurer, interne des hôpitaux, qui a suppléé à notre connaissance insuffisante de la langue allemande, et M. Porteret, interne de la clinique ophtalmologique, qui nous a donné un nouveau gage de son amitié, en sacrifiant un temps précieux pour nous aider dans nos expériences.

ÉTUDE EXPÉRIMENTALE
DE
L'ACTION DU NITRATE D'ARGENT
Sur la Cornée

CHAPITRE PREMIER

HISTORIQUE

I

La cornée est une membrane qui présente un aspect et des propriétés très particuliers, et les recherches ne manquent point sur cette partie du globe oculaire, tant au point de vue anatomique et physiologique, qu'au point de vue pathologique.

Sa texture si curieuse est actuellement, grâce au microscope, bien décrite, et les différentes couches, épithélium, limitantes et tissu propre, qui la composent, ont fait l'objet des recherches d'histologistes éminents. Son mode de nutrition a été longtemps mystérieux. Cet organe, dont la transparence refuse toute vascularisation sanguine et qui, cependant, donne la preuve d'une grande vigueur nutritive, puisque ses plaies se cicatrisent rapidement, était un problème sur lequel la découverte des cellules migratrices, par Recklinghausen, a jeté une vive lumière. Cependant, s'il est bien admis que les corpuscules lymphatiques, ces êtres vivants, peuvent cheminer à travers la substance cornéenne, en poussant des pseudopodes dans toutes les directions, restait encore la question de savoir comment se comportent les substances médicamenteuses en solutions, que l'on instille si souvent à la surface de l'œil, et quelquefois non sans un certain préjudice pour cet organe.

Gosselin a fait, en 1855, sur cette question, un grand nombre d'expériences très bien conduites et dont les résultats ont permis de tirer des conclusions rigoureuses. Nous les exposerons plus loin en détail, mais l'éminent chirurgien n'a examiné qu'une partie de la question, n'opérant qu'avec des solutions de substances non astringentes. Il faut cependant se rendre compte de quelle manière la cornée supporte la présence de certains collyres. En effet, les paupières, la conjonctive bulbaire et oculaire, la chambre antérieure, l'iris, etc., offrent des lésions pour lesquelles ont été et sont encore employées des substances astringentes non sans innocuité, sels de cuivre, de zinc, de cadmium, d'argent. Les paupières surtout, si gravement atteintes dans certaines affections, l'ophtalmie des armées, par exemple, nécessitent souvent l'intervention des sels que j'ai mentionnés.

Or, le contact étroit qui existe entre celles-ci et la surface de la cornée fait naître des kératites, simplement dues à l'action des substances apportées comme remède. D'où il résulte que les paupières, ces voiles placés en avant du globe oculaire pour le protéger contre les chocs extérieurs, deviennent, par l'intervention mal dirigée de quelques praticiens trop oublieux de l'aphorisme : *Primum, non nocere*, une cause fréquente d'accidents et de complications.

La facilité avec laquelle on employait autrefois toutes sortes de collyres avait son excuse dans certaines théories erronées. La cornée pendant longtemps, en effet, a passé pour inaccessible aux liquides placés à sa surface. Bien au contraire on avait supposé, Leuvenhoeck, en 1684, et Janin, en 1772, qu'il existe chez elle un courant dirigé de dedans en dehors, et que l'humeur aqueuse filtre à travers, par des canaux spécialement ouverts à sa face antérieure.

Les auteurs d'alors étayaient cette idée sur l'expérience suivante : En comprimant entre les doigts un œil cadavérique, dans le sens de l'équateur, on voit souvent suinter des gouttelettes de liquide à la face antérieure de la cornée.

Des recherches ultérieures ont fait justice de cette erreur. Martini, d'abord, puis Riensenfeld, Laqueur et surtout Leber ont montré que cette filtration de l'humeur aqueuse n'existe pas. L'obstacle vient de la membrane de Descemet et surtout de son endothelium.

Gosselin publia, en 1855 (1), une série d'expériences pleines d'intérêt, faites à l'aide de l'iodure de potassium, du lait de chaux et de l'atropine, alors

(1) *Gazette hebdomadaire* : Mémoire sur le trajet intra-oculaire des liquides absorbés à la surface de l'œil.

récemment découverte, expériences qui avaient précisément pour but l'étude de la pénétration des liquides dans l'humeur aqueuse à travers la cornée. Les observations rigoureusement prises sur différents animaux, lapins, chiens et chats, lui ont permis de tirer des conclusions dont l'importance en la matière que nous traitons demande quelques développements.

Gosselin instillait quelques gouttes d'une solution au 1/5 d'iodure de potassium, sur l'œil droit d'un lapin, tout en respectant l'œil gauche qui servait de contrôle, puis, quelques minutes après, il énucléait l'œil en expérience et recherchait, à l'aide de l'eau amidonnée, les traces d'iode dans la cornée et les différents milieux de l'œil. Les procédés dont il s'est servi pour retrouver l'iode dans les milieux oculaires sont très ingénieux et à l'abri de toute erreur expérimentale. Voici les résultats obtenus à l'aide de l'iodure de potassium :

La cornée est infiltrée par cette substance, une minute et demie après l'instillation ; l'humeur aqueuse trois minutes après. Au bout de 11 minutes, le cristallin, l'iris, le corps vitré décèlent des traces d'iode ; voilà pour l'œil en expérience.

L'œil gauche, au contraire, ne révèle la présence de la substance instillée dans l'œil droit que 23 minutes après, c'est-à-dire quand celle-ci a été amenée par la circulation générale ; de plus, on relève dans les conclusions l'assertion suivante : « L'humeur aqueuse retient plus longtemps que les autres éléments de l'œil la substance absorbée, tant celle entrée directement que celle apportée plus tard par les capillaires. »

Cette remarque a son importance, car l'action sur l'iris des myotiques et des mydriatiques dépend du laps de temps pendant lequel les substances restent dans l'humeur aqueuse.

Gosselin, dans une deuxième série d'observations, a employé le lait de chaux qu'il instillait sur les yeux de lapin et de chien. On pouvait suivre exactement la marche du collyre. « La cornée, dit-il, commence à blanchir en 3 minutes, l'opacité semble aller de la périphérie vers le centre, en commençant par le côté externe de la membrane. Au bout de 13 minutes, les deux cornées sont blanches comme la porcelaine. Donc, la chaux s'est infiltrée dans les mailles de la cornée, d'où perte de transparence. »

Voilà qui est probant au point de vue du courant intra-cornéen. De plus, la décomposition du lait de chaux dans la cornée éclaire la pathogénie de certains leucomes formés par des corps étrangers après l'emploi de certains collyres mal préparés. Nous en reparlerons, du reste, dans le cours de ce travail.

L'atropine a donné des résultats analogues. Sous l'action de cette substance instillée, l'iris se dilatant, Gosselin ponctionnait la cornée, retirait l'humeur aqueuse et versait celle-ci sur l'œil d'un jeune chat. Il obtenait ainsi une dilatation de la pupille ; au contraire, l'humeur aqueuse de l'œil voisin ne donnait aucune dilatation. L'atropine avait donc passé directement dans l'humeur aqueuse à travers la cornée.

Beaucoup plus tard, Pflüger, de Berne, a repris les expériences de Gosselin mais avec une autre substance, la succiny-fluorescéine. Celle-ci a la propriété de communiquer une coloration vert intense aux liquides alcalins très dilués. En enlevant vers la périphérie de la cornée d'un lapin une traînée linéaire d'épithélium et en instillant quelques gouttes de succiny-fluorescеine, on voit les bords de la solution de continuité s'imbiber de liquide et la coloration verte qui en résulte prend une direction radiée vers le centre cornéen qu'elle atteint en 7 à 8 minutes.

A l'aide de ce procédé, Pflüger a donc pu étudier aussi bien que Gosselin, avec le collyre de chaux, la direction du courant qui s'établit dans la cornée.

Pour une solution de continuité centrale, on observe une fluorescence du centre, mais qui ne dépasse guère ce niveau, c'est un halo fluorescent parallèle au bord de la déchirure.

Ces expériences ont été instituées pour étudier la marche du courant nutritif. Quoi qu'il en soit, au point de vue qui nous occupe, elles apportent une preuve de plus à l'appui des conclusions que tire Gosselin à la suite de son mémoire.

« Il résulte de ce qui précède, écrit-il, que les liquides non astringents mis en présence avec la surface de l'œil, passent dans la cornée et de là dans la chambre antérieure. Pour ce qui est de la cornée, le liquide est-il porté dans cette membrane par des vaisseaux capillaires qui lui appartiennent, ou par ceux de la conjonctive? Ou bien les capillaires de la conjonctive le laissent-ils transsuder dans la cornée de la périphérie vers le centre? Ou bien il y a-t-il imbibition endosmotique de la membrane et transport du liquide dans les mailles de la cornée sans l'intermédiaire des capillaires? »

Pour trancher la question, Gosselin énuclée un œil de mouton et le suspend au-dessus d'une solution d'iodure de potassium, de façon que la cornée seule mouille dans le liquide. L'humeur aqueuse extraite de cet œil trahit la présence de l'iode.

Aussi conclut-il à la perméabilité de la cornée et à sa propriété endosmotique ; puis il ajoute plus bas : « Ici se présente la question de savoir si les substances astringentes que nous employons journellement en collyre pénètrent aussi dans la cornée et la chambre antérieure, ou si elles agissent seulement à la surface de l'œil. Je n'ai pu instituer d'expérience pour résoudre ce problème, par la raison que le nitrate d'argent et le sulfate de zinc sont dans les collyres en quantité trop faible pour que l'analyse chimique puisse en démontrer la présence. »

Notre travail est en grande partie consacré à répondre au desideratum de l'éminent observateur qui a écrit les lignes ci-dessus. En effet, puisque la propriété osmotique existe dans la cornée, les collyres qui sont décomposables par action chimique, peuvent subir cette décomposition à l'intérieur même de la membrane transparente, y trahir ainsi leur présence et donner naissance à des complications dues à ces transformations.

II

Dès l'année 1843, dans les *Annales d'oculistique*, quelques praticiens, parmi lesquels Florent Cunier mérite une mention spéciale, avaient signalé les inconvénients sérieux dus à l'emploi des collyres astringents. Maintefois des malades s'étaient présentés, dont la cornée était voilée par des leucomes particuliers, offrant l'aspect d'inscrutations calcaires ou métalliques.

« J'ai signalé, dit Florent Cunier (1) les résultats fâcheux qu'entraîne la manie de joindre toujours le laudanum ou l'opium aux solutions de sels métalliques des quatre dernières classes de Thénard. »

« Il se forme alors, ai je-dit, d'une part un sul-
« fate, un carbonate, un nitrate, etc., de morphine
« qui reste dissous dans l'eau, et d'autre part un
« méconate de zinc, de cuivre, de plomb et d'argent
« qui précipite au fonds de la fiole. Celle-ci est agitée
« avant les instillations, le méconate, mis en suspen-
« sion, vient en contact avec l'œil, et s'il existe une
« ulcération de la cornée, il se fixe dans cette mem-
« brane. Ainsi sont formés de toutes pièces un grand
« nombre de nuages, de prétendus albugos. »

Cet auteur cite à l'appui de son assertion, l'observation d'une ulcération cornéenne, traitée pendant quelques mois par des instillations fréquentes d'un collyre à l'acétate de plomb additionné de vin d'opium. Il en était résulté une incrustation de méconate de plomb. Ce leucome guérit par l'abrasion.

Recherchant des preuves plus convaincantes dans l'expérimentation, Cunier versa quelques gouttes du même collyre sur les yeux d'un lapin, dont il avait

(1) Du danger de l'emploi de quelques collyres mal formulés ou mal préparés dans les cas d'ulcération de la cornée. (*Ann. d'ocul.*, 1843.)

préalablement ulcéré la cornée par le grattage. Un albugo présentant le même aspect d'incrustation se produisit. Cependant les sels de plomb n'ont pas besoin de l'addition de laudanum, pour provoquer ces complications, mais pour ce qui est des collyres contenant d'autres sels métalliques dépourvus de cette fâcheuse propriété ils ne l'acquièrent que par l'addition de laudanum ou d'opium.

Cette remarque est très judicieuse. Si l'on adjoint le laudanum aux collyres formés de sulfate de cuivre, de zinc, de cadmium, on voit immédiatement se former dans le flacon un précipité, où l'analyse chimique décèle la présence du métal dont est formé le collyre.

Disons-le en passant, une chose nous étonne, c'est que malgré les inconvénients signalés par Cunier dans l'emploi de ces collyres mal formulés, on s'obstine encore aujourd'hui dans quelques ouvrages classiques de thérapeutique à ajouter constamment le laudanum aux solutions de plomb, de cuivre et de zinc.

Pourquoi perpétuer, malgré les recherches consciencieuses des praticiens, de vieux errements qui peuvent entraîner des complications assez graves.

Du reste, le laudanum est loin d'avoir les propriétés sédatives qu'on lui attribue contre les douleurs siégeant à la surface de l'œil; au contraire, il agit plutôt comme irritant.

Aujourd'hui que nous possédons dans la thérapeutique oculaire la cocaïne, dont l'action analgésique et anesthésique ne souffre plus la discussion, il faut espérer que les dérivés de l'opium ne reparaîtront plus dans la formule des collyres.

Le nitrate d'argent est employé plus souvent dans les affections oculaires que les sels précédents, aussi les opacités cornéennes qu'il provoque ont-elles désespéré longtemps les ophtalmologistes.

Voici ce qu'écrit le docteur Fallot (1) :

« N'a-t-on pas eu la précaution d'enlever avec soin de sa surface (de l'œil), le nitrate d'argent libre, le caustique attaque la cornée, y produit des escharres plus ou moins épaisses qu'il faut longtemps pour voir disparaître et qui laissent parfois des taies après leur chute. »

Aussi prenait-on des précautions minutieuses, pour protéger la cornée contre l'action de ce sel, car on ne connaissait pas encore le moyen si simple de la neutralisation par le chlorure de sodium.

« Son application à la paupière supérieure, dit Gouzée (2), donna lieu dans quelques cas à l'apparition sur la cornée de quelques taches ou d'ulcérations plus ou moins profondes, qui ne disparaissaient plus tard qu'avec une lenteur extrême... Je redoublais de précaution, j'essayai d'absterger avec un linge sec les surfaces et les larmes chargées du caustique, je plaçai, comme je l'ai dit, une petite compresse au-dessous de la paupière, je ne ménageai pas l'huile douce et, je dois le déclarer, les altérations de la cornée se manifestèrent encore plusieurs fois. »

Comme on le voit, Gouzée avait la main malheureuse, et les précautions qu'il prenait allaient directement à l'encontre du but qu'il voulait atteindre.

(1) *Ann. d'ocul.*, 1838.

(2) *Ann. d'ocul.*, 1838.

En effet, sa petite compresse n'empêchait pas la pénétration des rayons lumineux et la décomposition du sel d'argent; au contraire, celui-ci aurait pu être neutralisé par les larmes qui contiennent du chlorure de sodium, mais Gouzée les desséchait soigneusement. Quant à l'huile, son effet était nul ou à peu près, on s'en servait pour éliminer les dernières traces du sel d'argent, mais comme l'huile ne mouille pas les surfaces sur lesquelles elle est appliquée, ce liquide n'abstergeait absolument rien. Ce qui explique très bien les accidents consécutifs de la cornée.

Nous avons trouvé dans le *Médical Times*, oct. 1851, une observation très intéressante, car les taches observées ressemblent absolument à celles que nous avons provoquées expérimentalement sur les yeux de lapin.

« La conjonctive devint complètement noire par l'emploi prolongé du nitrate d'argent, *les deux cornées présentaient plusieurs points opaques, qui offraient des lignes noires, irrégulières.* »

A quoi donc était due la formation de ces opacités particulières, affectant des formes et surtout une coloration qui ne se retrouvaient pas dans les taies ordinairement observées?

C'est ce que demandait le professeur K....., dans une lettre à Florent Cunier, en lui exposant le cas suivant qui s'était rencontré chez un de ses malades :

« Un de ses yeux, écrit-il, présentait une tache qui ressemblait exactement à deux morceaux de paille aplatis, longs de 3 à 4 lignes juxtaposées, collés exactement sur la cornée, faisant corps avec cette membrane, de manière à ne la dépasser en aucune façon, à ne former aucune éminence. Cette tache ressemblait si exactement à un corps étranger, qu'à diverses reprises nous avons fait d'inutiles tentatives pour l'éloigner avec l'instrument.

« Le malade ne savait à quoi attribuer ce que présentait son œil ; il nous apprit seulement qu'il avait été atteint d'ophtalmie purulente dont il avait été guéri par la cautérisation au nitrate d'argent. »

« La tache que vient d'observer mon ancien maître, répondit Cunier, me paraît constituer une incrustation due à l'usage de collyre métallique opiacé. »

Il est évident que cet auteur donnait une extension trop considérable à sa théorie, d'ailleurs vraie, des incrustations par les méconates. Dans le cas particulier du nitrate d'argent, un autre facteur, la lumière, intervient et suffit à lui seul pour expliquer la formation de ces leucomes.

Que relève-t-on, en effet, dans la note du professeur K....? Le malade avait été traité par des cautérisations au nitrate d'argent ; l'opium n'avait donc rien à voir dans la formation de l'opacité.

Nous nous sommes demandé s'il ne se passe pas dans la cornée le même phénomène que sur une plaque photographique. Le nitrate d'argent en contact avec un corps organique, soit la substance cornéenne, soit le papier dans les épreuves photographiques positives, subit une décomposition sous l'action de la lumière, et dépose de l'argent métallique réduit ou du sous-oxyde d'argent. Telle est l'idée que nous nous sommes proposé d'élucider par des expériences dont nous reparlerons au chapitre quatrième.

L'intervention de la lumière avait du reste, en 1842, été soupçonnée.

Le docteur Desmares établit une analogie entre ce qui se passe dans l'œil et la coloration bronzée que présentent les épileptiques traités par le nitrate d'argent. Signalé par Butini et Sementini, cet effet se produit surtout dans les parties de la surface du corps les plus exposées à la lumière.

Voici ce qu'écrivait Desmares, dans les *Annales d'oculistique* :

« Or il arrive pour la conjonctive le phénomème qu'on remarque sur la peau des épileptiques longtemps traités par le nitrate d'argent à l'intérieur. Comme j'ai eu l'occasion de le voir sur deux individus dont la peau avait pris une teinte gris noirâtre ardoisée, la muqueuse oculaire prend une teinte rouge brun, ou noirâtre sale, dans sa portion oculaire, de sorte que les yeux après la guérison, lorsqu'elle a lieu, prennent un aspect des plus choquants et des plus singuliers qu'on puisse imaginer. »

Notre idée de l'analogie des phénomènes qui se passent sur la cornée et sur les préparations photographiques nous fit rechercher consciencieusement, si quelque mémoire ne viendrait pas corroborer notre opinion.

Le journal *Ophtalmic Hospital reports and, Journal of the royal London Ophtalmic Hospital,* nous fournit cette encourageante observation de *Streatfeild.*

« On sait que l'usage immodéré et trop longtemps continué des collyres au nitrate d'argent, finit par déterminer la coloration en brun olive de la conjonctive. Cette altération jusqu'à présent a été considérée comme indélébile, mais M. Streatfeild pense qu'en faisant usage du moyen inventé par les photographes pour changer ou faire disparaître les teintes produites par le nitrate d'argent, on pourra arriver à un résultat avantageux. Ce moyen est l'hyposulfite de soude.

Il a été employé avec succès par M. Dixon dans le cas suivant.

Un homme avait continué pendant douze mois l'usage d'une solution de nitrate d'argent qu'on lui avait d'abord prescrite pour une tache de la cornée. La tache n'avait pas disparu, mais en revanche la couleur de la conjonctive avait subi une altération considérable. Non seulement la partie inférieure du globe de l'œil, la caroncule, le repli semi-lunaire et la conjonctive palpébrale avaient éprouvé une profonde altération de couleur, mais la cornée elle-même avait revêtu une teinte telle que la couleur gris bleu de l'iris en paraissait changée. La coloration morbide avait même envahi un arc sénile commençant.

1° Cyanure de potassium, pas d'amélioration.

2° Hyposulfite de soude, amélioration sensible, la conjonctive reprend son état naturel.

D'autre part, on peut lire dans le *Recueil d'ophtalmologie*, 1882 :

« Une intervention curieuse du docteur Lopez Ocana, pour remédier à la vision rendue difficile chez un œil qui présentait un albugo de forme rare. A la suite de kératites, il s'était formé une opacité ayant la forme circulaire. Elle occupait la partie moyenne de la cornée, laissant la transparence au centre et à la périphérie.

« Les rayons visuels pénétrant à travers cette cornée formaient un jeu de lumière qui s'opposait à la vision distincte.

« Le docteur Lopez Ocana pratiqua des cautérisations au nitrate d'argent sur toute la périphérie de la cornée de façon à agrandir le cercle de l'albugo. »

Nous avons donc institué une série d'expériences pour étudier la formation de ces leucomes, se produisant à la suite de l'emploi du nitrate d'argent. Mais nous avons remarqué que le mode de pénétration des collyres à travers la membrane cornéenne, peut grandement influencer l'apparition de l'opacité. Les conditions de tension des milieux oculaires peuvent provoquer sur le courant osmotique centripète une modification dans la direction, activer par conséquent ou annuler l'entrée des substances déposées à la surface de l'œil. L'étude de ces variations était donc nécessaire et nous a séduit par son côté original. Nous en ferons l'objet du suivant chapitre, et elle nous mènera naturellement à l'effet du nitrate d'argent sur la cornée suivant que le globe de l'œil est en tension normale ou en hypertonie.

CHAPITRE II

DES CONDITIONS QUI MODIFIENT LA PÉNÉTRATION DES SUBSTANCES DÉPOSÉES A LA SURFACE DE L'ŒIL

Depuis quelque temps déjà, M. le professeur Gayet avait remarqué que, dans certaines affections du globe oculaire et, en particulier, de la cornée, les mydriatiques et les myotiques restent sans effet. Il était assez naturel de penser que ce défaut de réaction de l'iris, sous l'influence de l'atropine et de l'ésérine, est dû à quelque lésion du diaphragme irien lui-même, soit parésie, soit adhérences. Cette explication n'est pas complètement satisfaisante, car, dans certains cas où se manifeste le phénomène en question, l'iris paraît normal, et les lésions semblent n'affecter que la seule cornée.

Aussi M. le professeur Gayet émit-il l'hypothèse que peut-être cette résistance de la pupille à la dilatation et au rétrécissement vient simplement de ce fait que la cornée n'est plus perméable ; d'où il résulterait que les collyres ne pénétrant plus dans l'humeur aqueuse, l'iris n'est pas impressionné par la substance médicamenteuse et ne réagit pas. Parmi les malades qui fréquentent la Clinique ophtalmologique, il ne nous fut pas difficile de trouver quelques sujets présentant certaines maladies de l'œil, dans lesquelles l'iris n'est plus influencé par les collyres. Nous citerons, en temps opportun, les observations que nous avons recueillies.

La constatation de ces faits curieux nous poussa immédiatement à nous demander à quelles causes est dû cet arrêt des collyres à la surface de l'œil? d'où vient l'obstacle à l'entrée des solutions mydriatiques?

C'est alors que nous remémorant les belles expériences de Gosselin sur la perméabilité cornéenne et la direction du courant osmotique, nous avons repris l'étude de la pénétration des liquides et cherché si le changement de tension, dans les milieux oculaires, n'amènent pas cette perturbation.

Dans l'œil normal, comme l'ont prouvé Gosselin et Pflüger, les substances en solution pénètrent la cornée de dehors en dedans, en suivant une direction de la périphérie au centre. Les expériences suivantes corroborent exactement cette opinion.

Expérience A

Dans l'œil droit d'un lapin dont l'iris est très peu pigmenté et qui ne présente aucune lésion, on verse à quatre reprises deux gouttes d'un collyre à $\frac{0.30}{30}$ de sulfate neutre d'atropine, on constate une dilatation peu marquée. Avec une aiguille canule, spécialement aiguisée à cet usage, on pénètre dans la chambre antérieure, puis, à l'aide d'une seringue construite sur les indications de M. le professeur Gayet, on extrait quelques gouttes d'humeur aqueuse.

(Notons, en passant, un rétrécissement immédiat et considérable de la pupille, qui se produit au même moment.)

L'humeur aqueuse extraite est portée dans l'œil absolument normal de l'un d'entre nous. Vingt minutes après, l'œil du sujet en expérience présente une dilatation, mais assez légère.

L'atropine avait certainement pénétré dans l'humeur aqueuse du lapin, mais en quantité trop minime pour agir notablement comme mydriatique. Du reste, Gosselin avait déjà signalé le peu de résultats obtenus chez les lapins, dont la pupille, ordinairement dilatée, présente une réaction à peine sensible sous l'action de l'atropine.

Expérience B

(Communiquée par M. le Dr Masson)

On prend un jeune chat, dans l'œil duquel on instille quelques gouttes d'atropine, à neuf heures; on observe à neuf heures vingt minutes une dilatation marquée; à neuf heures quarante minutes, on fait une ponction de la cornée. L'humeur aqueuse extraite est divisée en deux parts : l'une est instillée dans l'œil d'une jeune fille affectée d'un ankyloblépharon de l'œil droit, mais dont l'œil gauche est absolument normal; l'autre est instillée dans l'œil d'une jeune fille affectée d'épiphora.

A dix heures, mydriase indiscutable sur la jeune fille à l'épiphora. A dix heures cinq minutes, les deux sujets sont également dilatés.

Nous voyons que les chats, dont la pupille est à l'état normal très rétrécie, donnent des résultats plus brillants. D'autre part, l'ésérine sur l'œil ordinairement dilaté des lapins agit admirablement.

Expérience C

Dans l'œil droit d'un lapin on verse, à plusieurs reprises, un collyre d'ésérine à $\frac{0.10}{30}$. Dix minutes après environ, le rétrécissement de la pupille étant très manifeste, avec une aiguille très acérée on soutire une partie de l'humeur aqueuse. (Ceci fait sans cocaïne, à cause de l'action mydriatique de cette substance.)

L'humeur aqueuse enlevée est déposée dans l'œil gauche d'un sujet dont les yeux sont sains. Celui-ci tient la tête soigneusement renversée, étant donnée la faible quantité de liquide.

Dix minutes après, l'œil gauche du sujet en expérience présente une contraction très manifeste de la pupille.

Vingt minutes après, nous examinons une seconde fois : la contraction est plus évidente encore.

L'ésérine a donc sûrement pénétré dans l'humeur aqueuse, et, comme l'a fait remarquer Gosselin, cette pénétration des collyres se fait avec rapidité dans un œil normal, puisque, au bout de deux minutes, on retrouve déjà dans la chambre antérieure les traces d'un collyre déposé à la surface. On sait très bien qu'habituellement il ne faut pas plus de huit à dix minutes à l'atropine pour provoquer une dilatation chez les malades dont on veut examiner le fond de l'œil.

Mais chez certains sujets, porteurs de kératites de natures diverses, d'anciens leucomes récemment enflammés, d'ulcères cornéens, il se fait, dans le tissu même de la membrane transparente, une modification de la nutrition telle que les qualités de perméabilité sont changées, les courants nutritifs prennent des directions différentes, selon les points lésés. Quand, dans ces conditions, on dépose un liquide sur l'œil, il ne pénètre qu'avec des difficultés extrêmes.

L'atropine employée dans ces conditions, ne pouvant plus provoquer des mouvements sur l'iris, on croit à une lésion de celui-ci; on lui suppose des adhérences qui n'existent pas et l'on fait une erreur de diagnostic, qui peut avoir parfois des influences fâcheuses au point de vue du traitement.

Observation I

(Communiquée par M. le docteur Masson)

L. T., vingt-huit ans ; kératite ulcéreuse, avec peu d'altérations cornéennes profondes. Douleur de tête et périorbitaires légères, mais accusées spontanément. — Photophobie peu marquée.

On conseille l'atropine à $\frac{0.10}{30}$ deux fois par jour.

Quatre jours après pas encore de dilatation.

On retient le malade après la consultation gratuite et on lui met de l'atropine, collyre employé journellement dans le service.

Vingt-cinq minutes après : rien.

Trente-cinq minutes après : rien.

Quarante minutes après : rien.

M. Gayet ponctionne à l'aide d'un couteau de Græfe et

retire l'humeur aqueuse que l'on instille dans l'œil de la jeune fille atteinte d'ankiloblépharon traumatique d'un côté, mais ayant l'autre œil absolument sain.

Cinq minutes après : rien.

Cinquante minutes après : rien.

Trois heures et demie après : rien.

Nous considérons l'expérience comme terminée.

Observation II

(Communiquée par M. le docteur Masson, service de M. le professeur Gayet)

A. L. Présente une lésion analogue à la précédente.

Sulfate neutre d'atropine à $\frac{0.10}{30}$, quatre à cinq fois par jour.

Le lendemain : rien, le malade se déclare amélioré cependant.

Atropine prise au laboratoire $\frac{0.10}{30}$, cinq instillations en trois quarts d'heure.

Dilatation lente, mais peu considérable, n'ayant été visible qu'une heure et demie environ après l'expérience.

Observation III

(Personnelle)

J. S., âgée de neuf ans, rue Tronchet.

Tempérament lymphatique ; adénite cervicale.

Kératite scrofuleuse de l'œil gauche ; se présente le 8 janvier à la consultation gratuite de la Clinique ophtalmologique.

Malade depuis deux mois, conjonctivite intense, injection carminée, photophobie, larmoiement, tension oculaire égale sur les deux yeux.

Au centre de la cornée, épais néphélion et ulcère en pleine période inflammatoire. Chambre antérieure agrandie.

8 janvier. Première instillation d'atropine à $\frac{0.10}{30}$.

Pas de dilatation de la pupille.

11 janvier. On met encore de l'atropine. Pas de dilatation.

13 janvier. On verse de dix minutes en dix minutes cinq fois de l'atropine; ce n'est qu'après une heure et quart que la dilatation est manifeste.

Dans l'observation I, l'atropine ne pénètre pas.

Nous sommes nonobstant persuadé que si les instillations avaient été répétées plusieurs fois comme dans les autres observations, l'iris se fût dilaté. Mais quelques gouttes seulement en une seule fois, suffisantes, il est vrai, pour une cornée saine, ont pu disparaître de la surface mêlées aux larmes, avant d'avoir pu entrer dans le tissu cornéen. Celui-ci, comme le prouvent les observations II et III, dans les kératites, ulcères, etc., offre un obstable, c'est vrai, mais non infranchissable.

Ainsi donc, dans ces lésions, l'atropine, pour pénétrer, met un laps de temps considérable; c'est à se demander si la substance en solution n'a pas été amenée dans la chambre antérieure par la circulation générale, vu la grande quantité de vaisseaux développés à la surface de l'œil, lesquels doivent rendre l'absorption facile. Mais cela est improbable, car dans ces conditions, les deux yeux eussent été dilatés et la pupille de l'œil droit n'a pas été influencée. Il y donc eu pénétration directe mais très lente.

Nous pourrions multiplier ces exemples, et tous

les jours nous avons occasion d'en observer. Aussi avons-nous cherché à provoquer expérimentalement un état de l'œil qui reproduisît la lésion faisant obstacle à la pénétration de l'atropine.

Expérience D

19 novembre. — *Œil gauche d'un cobaye.* — Avec un instrument très piquant on va à travers la sclérotique irriter les terminaisons des nerfs ciliaires, dans le but de provoquer de l'hypertonie réflexe. Pas de cocaïne préalable. L'ésérine expérimentée la veille rétrécit parfaitement les deux yeux.

20 novembre. — Pas de résultat, les deux pupilles se rétrécissent sous l'action de l'ésérine. Nous essayons toujours sur l'œil gauche de provoquer une kératite, en cautérisant la cornée au nitrate d'argent. Leucome très limité à la partie supérieure.

22 novembre. — Insuccès de l'essai précédent. Nous cautérisons la cornée au Paquelin, en touchant celle-ci à la partie supérieure ; de plus, nous faisons un point de cautérisation ignée sur la conjonctive.

22 novembre au soir. — Le point touché au Paquelin est le siège d'un ulcère. La cornée est envahie par un peu de kératite. — Esérine, rétrécissement peu sensible et très lent.

25 novembre. — Erosion de l'œil gauche, collyre au nitrate d'argent. — Esérine dans les deux yeux. — Rétrécissement très marqué à l'œil droit ; l'œil gauche présente un rétrécissement douteux.

Après quelques essais infructueux, nous sommes donc arrivé à changer les conditions dans lesquelles la cornée se comporte à l'état normal vis-à-vis des liquides mis à son contact. Ces kératites aiguës s'accompagnent donc de perturbations dans les courants cornéens telles, qu'elles font naître un obstacle à l'introduction des liquides. Existe-t-il en même temps un peu d'hypertonie du globe, inappréciable au toucher, moyen grossier et incapable de mettre en évidence un excès peu accusé de tension ? Cela est possible. En effet, les affections de l'œil qui s'accompagnent d'hypertonie réelle, le glaucome, par exemple, doivent influencer le courant intra-cornéen, au point de l'arrêter complètement ; c'est ce que nous nous sommes proposé de rechercher.

Weber de Darmstadt, dans son étude sur la cause du glaucome (1), avait, pour provoquer celui-ci, essayé d'injecter dans le corps vitré des substances différentes, mercure, cinabre lavé, chlorure de sodium, solution d'atropine. Nous avons préféré les injections d'huile. Cette substance est d'un emploi facile et résiste à l'absorption.

Nous avons donc essayé de provoquer sur l'œil de différents animaux, chiens et lapins, une hypertonie artificielle à l'aide d'injections à travers la sclérotique dans le corps vitré.

Expérience E

5 décembre. — On prend un chien griffon de moyenne taille. Après l'avoir soigneusement tondu vers la tête, lavé à l'eau simple et au sublimé au $\frac{1}{1.000}$, on charge une seringue de Pravaz d'huile d'olive, puis après avoir fixé la sclérotique

(1) *Archiv für Ophtalm. Die Ursache des Glaucoms.*

avec la pince fixatrice, on enfonce l'aiguille de la seringue directement à travers la sclérotique dans le corps vitré de l'œil droit. On injecte 7 divisions.

L'animal reste dans une tranquillité absolue, ne réagit pas et ne paraît nullement souffrir. Immédiatement après on peut voir, même sans ophtalmoscope et mieux encore avec celui-ci, deux ou trois gouttes d'huile dans le corps vitré. Les gouttes d'huile forment comme un point d'exclamation; le point inférieur se subdivise au bout d'un moment en 3 ou 4 petites gouttes. L'hypertonie est évidente, mais peu marquée.

On instille de l'ésérine dans les deux yeux.

Un quart d'heure après on constate ceci, l'œil droit (en expérience) offre un léger rétrécissement. La pupille est approximativement d'un diamètre de 8 à 9 millimètres.

L'œil gauche offre un rétrécissement considérable. La pupille égale 4 à 5 millimètres.

Trois heures après, le chien est de nouveau examiné. Les deux pupilles sont manifestement très inégales ; l'œil droit offre un rétrécissement comparable à une tête d'épingle. Dans l'œil gauche (en expérience) la pupille offre le diamètre d'un pièce de cinquante centimes, c'est-à-dire l'état normal de dilatation chez le lapin.

6 décembre. — L'atropine agit en sens inverse et ne modifie pas l'œil gauche qui reste dans le même état de dilatation. L'ésérine donne le même résultat qu'hier.

L'œil est douloureux, le vitré un peu trouble. L'hypertonie est toujours peu notable, bien qu'elle ne puisse être mise en doute.

11 décembre. — L'œil droit présente une panophtalmie suppurée.

L'expérience précédente nous montre qu'il existe une différence considérable entre l'action des myotiques et des mydriatiques sur un œil normal et sur un œil en hypertonie. Pendant que d'un côté l'ésérine provoque un rétrécissement poussé à l'extrême, de l'autre on constate un rétrécissement, il est vrai, mais bien moindre ; et, trois heures après, ce léger degré de rétrécissement lui-même a disparu et l'iris a repris sa position normale. Faut-il admettre pourtant que dans l'œil injecté l'ésérine a pénétré en quantité moindre en vérité, mais pénétré cependant dans la chambre antérieure ?

Pour nous, nous sommes absolument persuadé que pas un atome d'ésérine n'a passé dans l'humeur aqueuse de l'œil en hypertonie, et voici les raisons auxquelles nous nous rattachons.

Nous avons fait remarquer, dans une précédente expérience, qu'au moment où l'on extrait quelques gouttes d'humeur aqueuse de la chambre antérieure, on observe un rétrécissement immédiat de la pupille, rétrécissement considérable, même chez le lapin, dont la dilatation est, à l'état normal, très accentuée. Il semble qu'à ce moment, une sorte d'attraction s'exerce sur le bord pupillaire de l'iris, dont immédiatement toutes les fibres circulaires paraissent se contracter.

De même, chaque fois qu'on fait la paracentèse de la cornée, lorsqu'on en opère la section dans l'opération de la cataracte, la pupille ne manque jamais de se rétrécir immédiatement, rendant ainsi inutile l'effet de l'atropine qu'on instillait autrefois libéralement, avant d'avoir remarqué ce phénomène.

Eh bien ! cette issue de l'humeur aqueuse ne produit pas autre chose qu'une rupture d'équilibre entre la chambre vitrée et la chambre antérieure. Le cristallin est repoussé en avant et l'iris se contracte immédiatement pour remplir le vide formé par la disparition du liquide.

Cette rupture d'équilibre entre l'arrière-œil et l'avant-œil, si l'on nous permet ces expressions, se reproduit, mais avec moins d'intensité, lorsqu'on augmente la tension du corps vitré. Celle de l'humeur aqueuse ne changeant pas immédiatement, le cristallin est légèrement poussé en avant et l'iris se contracte, mais avec moins de violence. Aussi, lorsque quelque temps après, les échanges ont pu se faire et que la circulation a réparti l'hypertonie dans tous les points de l'œil, l'iris revient à sa position normale.

Si l'on admet que l'iris obéit dans sa contraction à des phénomènes vasculaires, on comprendra facilement qu'au moment où se fait cette rupture d'équilibre, le sang se précipite du côté de la plus faible tension et vienne remplir l'appareil irien, qui augmente en surface sous l'action de l'apport sanguin.

Le rétrécissement peu accentué et passager que l'on observe dans l'œil au moment de l'injection de l'huile dans le corps vitré, est donc causé par l'injection d'huile elle-même, et non par l'ésérine instillée.

Enfin, pour éviter toute cause d'erreur et apporter une preuve plus sérieuse à l'appui de notre opinion nous avons fait sur un lapin l'expérience suivante :

Expérience F

Œil gauche d'un lapin. — A 5 heures 5 minutes, injection de deux ou trois gouttes d'huile dans le corps vitré. —

Hypertonie immédiate remarquable; légère contraction pupillaire.

5 heures 10 minutes. Instillation de trois gouttes d'ésérine à $\frac{0.10}{30}$. On renouvelle six fois; la pupille se contracte encore visiblement.

5 heures 35 minutes. On extrait huit gouttes d'humeur aqueuse avec une seringue à injection. — Rétrécissement pupillaire immédiat et considérable; puis on porte les gouttes extraites dans l'œil droit d'un sujet d'expérience.

6 heures. On examine l'œil du sujet en expérience, on ne note aucune contraction; la pupille reste normale, très mobile et comme au début de l'expérience un peu plus grande que celle du côté opposé.

Le lendemain, l'hypertonie est bien moins accusée, la pupille est revenue à l'état normal.

A l'ophtalmoscope on voit très bien les gouttes d'huile à travers le vitré resté indemne.

Le sujet en expérience n'offre aucun trouble qu'on puisse attribuer à l'ésérine.

Il n'y avait donc pas d'ésérine dans l'humeur aqueuse, l'excès de tension avait suffi pour arrêter l'entrée du collyre; et la contraction passagère de l'œil du lapin ne vient pas de l'action du myotique, mais se fait sous l'effort seul produit par l'hypertonie du corps vitré.

Cette conclusion est du reste parfaitement justifiée par l'expérience suivante :

Expérience G

On prend un lapin ayant une pupille dilatée et très mobile, on lui fait une injection de quelques gouttes d'huile dans le corps vitré.

Il suffit de quelques secondes pour constater un commencement de rétrécissement.

A partir de ce moment la pupille reste immobile, quelle que soit la projection lumineuse. L'hypertonie est nette.

Voilà qui est clair, nous pouvons donc affirmer que l'excès de tension des milieux, quelle que soit la cause qui le provoque, rend la cornée imperméable. Le courant endosmotique s'arrête, l'œil est fermé à l'accès des collyres. C'est donc en vain que dans les cas de glaucome formé on essaye des instillations. Si l'atropine a été accusée de produire ou d'augmenter les douleurs, cela tient sans doute, comme le pense M. le professeur Gayet, à ce que cette substance peut provoquer chez un œil déjà fatigué, mais normal encore quant à la tension, une poussée glaucomateuse.

Cette série d'observations et d'expériences, sur ce point si intéressant de l'endosmose cornéenne, nous montre déjà quelle influence considérable va exercer sur l'action du nitrate d'argent déposé à la surface de la cornée, l'excès de tension du globe de l'œil.

CHAPITRE III

CONDITIONS DE FORMATION DE L'OPACITÉ NOIRE

On sait que les sels d'argent subissent sous l'action de la lumière une altération dans leur composition, qui se manifeste immédiatement par un changement de couleur. Il se forme très probablement de l'argent métallique très divisé, d'où résulte cette coloration noire qu'affectent tous les métaux réduits en poudre impalpable. C'est sur ces transformations qu'est fondée l'invention de Niepce de Saint-Victor.

En effet, lorsqu'on expose aux rayons lumineux une épreuve photographique négative derrière laquelle se trouve placée une feuille de papier, recouverte par une préparation de nitrate d'argent, dans tous les points où l'épreuve négative laisse passer les rayons du jour, il se forme une coloration jaune noirâtre sur le papier qui prend le nom d'épreuve positive.

Pourquoi ce phénomène ne se produirait-il pas

aussi dans la cornée lorsque celle-ci se trouve dans les mêmes conditions, c'est-à-dire quand elle est en contact avec le nitrate d'argent et exposée à la lumière ? Il doit se former en effet, dans cette circonstance, des taches noires ou jaune sale d'argent réduit, taches dont l'explication a si longtemps exercé la sagacité des ophtalmologistes.

Nous avons été même frappé par les paroles de Gouzée, qui se plaint amèrement d'observer presque toujours des taches de la cornée, chez les granuleux traités au nitrate d'argent, tandis que le docteur Fallot déclarait de son côté n'en avoir presque jamais.

Il existe donc des circonstances pouvant tenir à l'état de l'œil même, ou aux soins apportés, circonstances pouvant s'opposer à la formation des taches après l'emploi du nitrate d'argent.

Dirigeant donc nos recherches dans ce sens, nous avons tenté de savoir quel rôle peut jouer en ces circonstances le mode de pénétration des collyres au nitrate d'argent dans la cornée.

Les causes qui arrêtent le courant intra-cornéen ne peuvent-elles pas empêcher l'entrée du sel d'argent, qui, restant à la surface de l'œil, est éliminé ou neutralisé par les larmes. D'autre part, en soustrayant la cornée aux rayons lumineux, on peut sans doute s'opposer à la réduction métallique.

Nous nous sommes posé ces questions, et c'est dans le but de les résoudre que nous avons institué les expériences suivantes :

Expérience H

14 novembre, matin. — Œil droit d'un cobaye. — Dans la partie supérieure de la cornée, on fait une érosion superficielle, puis on cautérise au crayon de nitrate d'argent. On expose à la lumière diffuse. Le point cautérisé prend, au bout de dix minutes, un aspect jaunâtre.

Sur la même cornée, partie inférieure, même érosion, même cautérisation avec le nitrate d'argent fondu ; mais on applique immédiatement l'eau salée. Au contact, la partie cautérisée prend une teinte blanche.

Le leucome réduit par la lumière ne change pas de teinte.

14 novembre au soir. — Le point érodé dans la partie supérieure de la cornée, touché au crayon et réduit par la lumière, est le siège d'une tache arrondie, jaunâtre, très opaque.

Le point inférieur, dont le nitrate d'argent a été neutralisé par l'eau salée, présente un très léger néphélion, semblable à tout néphélion produit par un corps cautérisant.

17 novembre. — La tache d'argent réduit a une teinte qui tranche très nettement sur le reste de la cornée. Elle est complètement opaque, d'une coloration noire sépia.

Le néphélion de la région inférieure a de la tendance à diminuer. Il laisse passer la lumière de l'ophtalmoscope. La cornée semble n'avoir été le siège que d'une kératite ulcéreuse superficielle.

Depuis, le cobaye est mort ; on n'a rien trouvé à l'autopsie.

De cette simple expérience, nous pouvons tirer quelques déductions :

1° La teinte jaunâtre est bien celle que signalent les auteurs (professeur K..., Florent Cunier, etc.), qui ont même dit jaune paille, et deux minutes suffisent pour l'obtenir.

Il est évident que cette coloration est bien due à l'action de la lumière sur le sel d'argent, puisqu'en un aussi court laps de temps, des phénomènes d'altération de nutrition n'ont pu se produire. D'ailleurs, sous nos yeux s'est opéré le changement de teinte, pendant que la lentille concentrait les rayons lumineux ;

2° L'application suivie de neutralisation n'a fait que détruire la couche superficielle, d'où la teinte louche ; mais la pénétration de l'eau salée ayant précipité le nitrate d'argent et formé du chlorure d'argent insoluble et insensible à la réaction lumineuse, il est arrivé ce qui était facile à prévoir, la teinte jaunâtre n'est pas venue, et c'est encore une preuve à l'appui de ce que nous disions plus haut, au sujet des causes de cette teinte.

3° Dès le 14 au soir, la différence de teinte est très nette entre la manière dont le nitrate d'argent a agi en haut et en bas. Comme la réaction inflammatoire n'a pas encore troublé la cornée, on voit que la région cautérisée et exposée à la lumière garde dans ses mailles les molécules d'argent réduit, d'où opacité.

A la région inférieure, le nitrate d'argent n'a agi que comme caustique superficiel, et précipité en grumeaux, n'a pu pénétrer ni se fixer, d'où kératite superficielle et trouble léger ;

4° Au fur et à mesure que l'on s'éloigne du début de l'expérience, la différence s'accuse, et quand tous les symptômes inflammatoires ont disparu, les résultats sont tellements distincts, soit à l'éclairage oblique, soit à l'ophtalmoscope, qu'il est absolument hors de doute que la lumière est agent sérieux dans la formation des lésions et contribue pour une part énorme à leur opacité.

Expérience I

9 novembre. — Nous opérons dans l'œil gauche d'un lapin. — Cocaïne préalable.

A un demi-millimètre de la périphérie de la cornée, en haut, on détruit l'épithélium par petites érosions, sur une longueur de 2 millimètres environ. On verse une première goutte de nitrate d'argent au $\frac{1}{20}$. Une partie blanchit rapidement sous l'action des larmes ; on verse encore deux gouttes de la même solution.

Deux minutes après, on expose à la lumière du jour, dans le but de réduire le nitrate d'argent, ce qui se produit assez rapidement, grâce à la précaution de concentrer, vu l'heure avancée du jour, les rayons lumineux avec une lentille.

Notons que, pendant l'opération, la paupière inférieure du lapin voile le tiers inférieur de la cornée.

10 novembre. — Le point érodé est le siège d'une tache jaune bien nette. La moitié supérieure de la cornée présente un albugo à teinte jaunâtre assez bien marquée ; le reste de la cornée, qui correspond approximativement au tiers inférieur, protégé par la paupière au moment de la concentration des rayons lumineux, est indemne.

14 novembre. — L'œil gauche se présente dans l'état suivant :

1° Escharre très vive de la conjonctive au pourtour du bord supérieur de la cornée ;

2° La cornée présente un aspect différent suivant les régions. En haut, vers la périphérie, les point érodés présentent toujours un aspect jaunâtre. Au-dessous jusqu'au milieu de la cornée, on trouve une tache assez large, franchement noire et remontant presque jusqu'aux points érodés. Cependant entre elles et ceux-ci se trouve un espace assez mince, opaque, mais affectant la teinte gris blanc des albugos ordinaires.

La moitié inférieure de la co née présente un aspect légèrement louche, mais elle reste transparente et laisse voir à travers la couleur de l'iris.

23 novembre. — La tache supérieure d'argent réduit, dessinée très nettement, est assez large, et remplit un espace qui commence un peu au-dessous des points érodés, qui sont toujours jaunâtres, jusqu'au milieu de la cornée. La partie inférieure à repris la transparence.

26 novembre. — L'inflammation n'est pas encore complètement terminée, quelques vaisseaux vont à travers la cornée rejoindre la région dans laquelle se montre la tache noire d'argent réduit. Tout autour la teinte paraît plus jaunâtre, les bords en sont diffus, on retrouve cette même teinte vers les points érodés, près du limbe cornéen.

La région inférieure est toujours tranparente.

Tel est le leucome à aspect bien particulier, que nous a donné l'instillation d'une solution de nitrate d'argent sur une cornée exposée ensuite à la lumière.

Cette tache assez large, d'une coloration noire au centre, jaune paille sur sa limite et au point où nous avons enlevé artificiellement l'épithélium, sans doute à cause de sa moindre épaisseur, ne ressemble pas du tout au leucome formé par l'inflammation vulgaire ; il correspond au contraire assez exactement à la description de ces taches sur lesquelles on a si longtemps discuté et dont nous parlons au Chapitre I.

La solution du nitrate d'argent a pénétré dans la cornée, puis suivant la direction du courant osmotique indiqué dans les expériences de Gosselin et Pflüger, elle s'est dirigée vers le centre de la cornée. Les rayons lumineux ont réduit le nitrate d'argent sur son parcours et surtout au centre même, où semble s'être entassée la plus grande partie du collyre. C'est encore de l'argent réduit resté à l'entrée, qui donne aux points érodés cette couleur jaunâtre.

La partie inférieure de la cornée est restée indemne.

Il est possible que la paupière inférieure du lapin, contractée pendant l'opération, ait préservé ce point de l'atteinte de la lumière. D'autre part, nous ne sommes pas éloigné de croire que si le nitrate d'argent l'a respectée c'est que nous n'avions pas fait d'érosion à la partie inférieure, et de même que Pflüger a vu la succiny-fluoresceine arrêter sa course au centre cornéen, de même le nitrate d'argent introduit par en haut n'a pas dépassé cette limite.

On pourra objecter que le leucome est superficiel et n'a pas pénétré dans l'intérieur même de la cornée? Peut-être est-ce un leucome vulgaire qui n'a rien de métallique?

Nous avons fait des coupes microscopiques de cette cornée, et voici ce que nous avons observé :

La préparation colorée à l'éosine hématoxylique, plongée dans la glycérine, est placée sous le microscope.

La coupe a porté sur toute l'épaisseur de la cornée, dont on reconnaît les cinq couches colorées en violet, plus ou moins intense.

On découvre une longue ligne noire, partant d'un

point immédiatement au-dessous de la lame de Bowmann, et près d'une érosion sans caractère précis, érosion faite pendant l'expérience ou artifice de préparation. De là la tache noire s'allonge, côtoyant d'abord l'épithélium antérieur, bien facile à reconnaître à ses couches superposées de cellules, puis le quittant pour s'enfoncer de plus en plus entre les lames de la substance cornéenne proprement dite. Elle aboutit après un assez long parcours au milieu de la cornée où elle s'éparpille en petits magmas noirs, ou d'un noir jaunâtre. Il est évident que cette traînée noire dessine nettement le chemin parcouru par la solution d'argent à travers la cornée.

La lumière, en réduisant l'argent, a pour ainsi dire fixé dans sa forme le courant osmotique.

La solution a donc bien pénétré dans la cornée et la tache noire siège au milieu de la substance cornéenne. Pour être bien certain de n'avoir pas affaire à du nitrate d'argent, nous avons fait agir l'acide chromique. On sait qu'il en résulte un chromate d'argent, ayant une coloration pourpre ; la réaction ne se fait pas à froid sur l'argent réduit.

Portée sur la lamelle, la cornée se teint en jaune léger, la ligne noire se montre aussi distincte que dans la préparation précédente. Le point d'entrée est très reconnaissable à un amas noir plus dense et touchant à l'épithélium, qui sans doute s'est reformé au point érodé, à moins que la coupe ne soit pas tombée sur l'érosion. La ligne d'argent réduit comme la précédente se sépare de plus en plus de l'épithélium. Sur le parcours, la coloration noire fait place à une teinte jaune paille, absolument semblable à la nuance des photographies mal virées. Çà et là se montrent encore assez nombreux de petits amas noirs. Sous l'action de l'acide chromique, la cornée se colore en jaune, mais la tache noire n'éprouve aucune altération.

L'effet de l'acide chlorhydrique dans ces préparations est assez curieux pour être noté.

Nous déposons sur les bords de la préparation une goutte d'acide chlorhydrique, qui s'infiltre immédiatement par capillarité, et, l'œil sur le microscope, nous observons ce qui se passe. Nous voyons aux points limites, les petits magmas noirs jaunir, puis diminuer de grandeur, puis disparaître pendant que d'autres points noirs, atteints à leur tour par l'acide, jaunissent aussi, diminuent et finalement se confondent avec le tissu cornéen.

Après 25 minutes, la tache noire a presque disparu en totalité; à peine reste-t-il encore quelques points jaunâtres. Le tissu cornéen, au contraire, ne paraît pas subir, jusqu'à présent du moins, d'altérations apparentes, hormis un élargissement et une légère dissociation des lames.

Nous pouvons donc, de ce que nous venons de voir, conclure qu'il s'agit bien là de nitrate d'argent réduit par la lumière en argent métallique ou en sous-oxyde d'argent, au moment où la solution de nitrate s'infiltrait de plus en plus vers le centre cornéen.

En second lieu, en même temps que le collyre gagne le centre de la cornée, il semble, abandonnant la face antérieure, se rapprocher de la face postérieure, se dirigeant ainsi de la périphérie au centre et de dehors en dedans. Ce résultat nous a paru très curieux ; en effet, si la succiny-fluorescence et le lait de chaux montrent la direction du courant osmotique au moment de l'expérience, l'action de la lumière sur le nitrate d'argent la marque pour ainsi dire d'un trait ineffaçable, et les préparations dont nous avons parlé, lutées à la paraffine, peuvent être conservées indéfiniment.

Expérience J

2 mars, 9 heures 1/2 du matin. — Nous prenons un lapin; sur l'œil gauche, nous faisons quelques petites érosions en haut de la cornée, puis nous versons, en l'espace de six minutes, quatre fois deux gouttes d'un collyre de nitrate d'argent au $\frac{1}{20}$. Exposition à la lumière du jour. La surface cornéenne blanchit d'abord et affecte ensuite une coloration violacée. Un accident arrive pendant qu'on cherche à maintenir les paupières écartées à l'aide du blépharostat. La surface épithéliale se déchire et les mouvements des paupières achèvent de l'enlever sur une grande étendue.

On laisse le lapin dans un endroit éclairé.

2 mars, 2 heures après midi. — Nous remarquons que l'animal tient les yeux habituellement clos, et lorsqu'il les ouvre, ce n'est qu'à demi; la lumière ne peut pénétrer directement que sur le centre même de la cornée. — La surface oculaire est lubréfiée par d'abondantes larmes et les paupières sécrètent un produit blanchâtre.

3 mars, 9 heures du matin. — La cornée présente une teinte générale opaline n'altérant pas sa transparence. En haut, quatre à cinq petits points, sièges des érosions, forment un piqueté noir. En dedans, le tiers de la cornée paraît plus

transparent et correspond à l'endroit où l'épithélium, qui, du reste, a disparu aujourd'hui, a dû séjourner le plus longtemps. Sur toute la périphérie de la cornée, hormis en un point qui coïncide avec le siège des érosions, se trouve une ligne noire paraissant être de l'argent réduit. Mais le point intéressant est le centre cornéen. Là se trouve une tache arrondie d'un noir jaunâtre, moins foncé cependant que dans l'expérience précédente, tranchant nettement sur la surface opaline de la cornée.

Nous ne doutons pas que cette tache ne soit de l'argent réduit par la lumière. Pourquoi est-elle au centre de la cornée? Il nous semble que ce phénomène tient à deux causes : 1° A la direction du courant intra-cornéen, qui est centripète et force par conséquent le collyre à s'entasser au centre ; en effet que la solution d'argent ait pénétré dans la cornée par la périphérie, ou qu'une partie, après l'enlèvement de l'épithélium, se soit déposée au centre même ; c'est toujours en ce point qu'aboutissent les liquides après leur pénétration.

Nous savons que Pflüger, lorsqu'il fait une érosion au centre de la cornée pour laisser pénétrer la succinyfluorescence, voit se former une tache verte au point d'entrée, formant un halo fluorescent central.

2° Comme cause adjuvante, nous avons fait remarquer que l'animal conserve les yeux mi-clos, et la fente palpébrale qui en résulte correspond surtout au point central. Les rayons lumineux frappent donc principalement le milieu de la cornée.

Examen microscopique. — Coloration à l'éosine hématoxylique. On ne retrouve pas l'épithélium antérieur sur cette préparation, mais on se rappelle qu'un accident l'a enlevé pendant la réduction.

Les taches se présentent ainsi sur la coupe. Une première à la périphérie de la cornée, vers les érosions, formée de deux taches très noires, mais très limitées ; puis, bien plus loin, au point de la préparation qui correspond au centre de la cornée, une seconde tache jaunâtre, allongée. Elle est composée d'une longue ligne très mince à ses extrémités. Elle repose sur les premières couches de la substance propre; en se rapprochant du centre, on trouve en avant d'elle quelques rangs de lamelles intactes. Comme épaisseur, elle égale à peu près le $\frac{1}{8}$ de l'épaisseur totale de la cornée.

Expérience K

2 mars, 11 heures du matin. — Lapin, œil droit. — L'œil sur lequel nous opérons présente un leucome ancien, très limité, placé à la partie supéro-externe de la cornée. Après deux érosions préalables en haut, sur la périphérie, nous versons trois gouttes de collyre au $\frac{1}{20}$ de nitrate d'argent, puis on laisse le lapin dans un endroit éclairé.

2 heures de l'après-midi. — Sécrétion abondante de larmes, un peu de suppuration.

3 mars, 10 heures du matin. — Même aspect général que dans l'expérience précédente.

En avant l'érosion est le siège d'une tache très noire, bien limitée. Il existe une tache noire, jaunâtre, semblable à celle de l'œil précédent, mais elle est placée en haut et en dehors, précisément à la place du néphélion préexistant.

Au microscope, la préparation colorée à l'éosine hématoxylique présente une tache noire au point érodé; de plus, une mince ligne jaunâtre assez claire et placée en avant. Les premières couches de la cornée, correspondant à la limitante de Bowmann, chez l'homme, sont intactes.

Dans les deux expériences précédentes, nous observons un fait intéressant. En examinant la cornée par transparence, on observe que les taches centrales sont d'une coloration beaucoup moins foncée, d'un noir moins vif que celle de l'œil soumis à l'expérience I. L'examen microscopique accentue encore la différence. Comme épaisseur, les taches sont presque réduites à une jetée linéaire de petits magmas, dont la coloration n'est pas franchement noire, mais plutôt jaune paille.

A notre avis, la réduction n'a pas été complète et cela résulte sans doute d'une exposition trop courte à la lumière. Un seul point cependant présente une coloration d'un beau noir, c'est le siège de l'érosion. Nous voyons déjà une diminution des signes caractéristiques de l'opacité noire, en rapport avec l'action moins prolongée des rayons lumineux. Une application pratique se dégage de l'expérience K. Lorsqu'un albugo siègera au centre même de la cornée, si on veut y remédier au point de vue esthétique, par le tatouage, on pourra arriver, par une instillation d'un collyre au nitrate d'argent, suivie d'exposition à la lumière, à transformer l'albugo en opacité noire. Du reste, en se servant du crayon de nitrate d'argent, on pourra dessiner au centre cornéen une tache arrondie, qui deviendra noire sous l'action des rayons lumineux ; le succès obtenu par le docteur Lopez Ocana est encourageant.

Ces idées ont déjà reçu une sanction par des expériences récentes de M. le docteur Masson, chef de clinique ophtalmologique.

Expérience L

27 mars. — Nous transportons un lapin dans une chambre noire. Eclairage à la lumière rouge. Après avoir fait deux érosions à la périphérie de la cornée, l'une en haut, l'autre en dedans, œil gauche, nous versons sur la cornée deux gouttes d'une solution de nitrate d'argent au $\frac{1}{20}$, 5 fois en 8 minutes. Immédiatement après la dernière instillation, nous exposons la cornée à la vive lumière du soleil.

Aussitôt, on voit la cornée tout entière prendre un teinte générale brunâtre, quoique gardant encore sa transparence, puisqu'on voit l'iris à travers. On aperçoit en certains points la surface épithéliale craqueler légèrement. En ces points la nuance affecte aussitôt un noir de jais.

L'exposition à la lumière dure 2 minutes. Après quoi le lapin est réintégré dans l'obscurité.

30 mars. — On retire le lapin de la chambre obscure, pour énucléer l'œil en expérience.

La cornée est absolument transparente sur les deux tiers de sa surface. Le centre n'a pas la tache brune des expériences précédentes.

En haut et en dedans, il existe une opacité noire curieusement conformée.

Dans les deux points où ont été faites les érosions, on voit deux taches nettes, très noires. Entre ces deux taches, s'étend une traînée de la même couleur qui semble presque les relier. De cette ligne périphérique partent de petites lignes brisées, tendant vers le centre cornéen, qu'elles n'atteignent pas, et présentant la même nuance noire. De plus, presque au centre de la cornée, existe une petite ligne noire, isolée, filiforme, et correspondant à un point, où pendant l'exposition à la lumière, nous avons vu se former une des craquelures épithéliales, indiquées dans l'observation.

Ces lésions sont caractéristiques, et nous avons affaire sans aucun doute à des opacités noires d'argent réduit. Pourquoi ces lignes brisées irrégulières ?

La cornée a été exposée un temps relativement court à la lumière solaire, très vive d'ailleurs. Sous l'action combinée de la chaleur qui dilate, et de l'accumulation de la solution d'argent dans la cornée, l'épithélium a cédé par places sous forme de déchirures irrégulières ; et partout où il se déchirait, la réduction se faisait, immédiate ; avec la même couleur très accentuée que nous retrouvons toujours dans les points érodés.

Au contraire, là où l'épithélium a résisté, l'action de la lumière a été moins rapide, et la réduction ne s'est pas produite.

L'épithélium antérieur, non seulement résiste à l'action du nitrate d'argent, comme on sait, puisque cette substance dans les préparations microscopiques, ne colore que le ciment intercellulaire, mais il semble jouer un rôle de protection dans cette circonstance. Protection insuffisante, il est vrai, car nous avons vu par nos précédentes expériences, qu'une exposition plus longue à la lumière amène fatalement la réduction dans les lames cornéennes.

Les préparations microscopiques sur une coupe de la cornée, portant sur les taies noires, montrent ce qui suit :

Nous voyons deux taches bien distinctes, une première tenant les 2/3, près des 3/4 de la cornée en épaisseur, et correspondant à la périphérie cornéenne au niveau de l'érosion. Cette tache affecte en avant, une nuance d'un noir d'encre. En arrière et en dehors, elle tranche très nettement sur la substance cornéenne restée normale. En dedans, la limite est faite par la sclérotique, qui offre son aspect ordinaire. La partie centrale et postérieure, offre une coloration jaune rougeâtre, rappelant l'aspect des photographies mal tirées. Une deuxième tache, séparée de la première par un mince espace transparent, est couchée dans une assez grande longueur, sur la face antérieure de la cornée. La coloration en est très noire, n'offre pas la moindre demi-teinte, même à sa limite postérieure, où elle tranche sur la cornée blanche, comme une tache d'encre sur une feuille de papier. L'épithélium est absent.

Cette action de l'épithélium laisse encore subsister quelques questions non résolues. Il serait intéressant de savoir quel rôle précis il joue dans ces conditions. Cependant, ce que nous tenons surtout à faire remarquer, c'est que la cornée, dans l'expérience présente, n'offre pas l'opacité centrale que nous avons toujours observée jusqu'à présent. Cela tient apparemment à ce que l'exposition à la lumière a été trop courte. La violence des rayons lumineux a provoqué une réduction rapide et complète, partout où l'épithélium craquait. La lumière en ces points, s'est mise pour ainsi dire en contact direct avec la substance propre de la cornée, chargée de la solution astringente. Mais le reste de la cornée, dont l'épithélium résistait pendant l'exposition à la lumière, a conservé sa transparence.

CHAPITRE IV

OBSTACLES A LA FORMATION DE L'OPACITÉ NOIRE

Les lésions qui influencent les courants intra-cornéens ont, comme nous l'avons vu, une action véritable sur l'atropine et l'ésérine, en ralentissant ou arrêtant l'entrée des collyres. Le même effet se produit-il avec les solutions astringentes ? Dans ce cas, se forme-t-il des opacités noires ?

De plus nous avons vu, dans le chapitre précédent que l'exposition d'une cornée, chargée d'une solution de nitrate d'argent subit des taches dont la coloration et l'épaisseur semblent être en raison directe du laps de temps d'exposition à la lumière. Quelle est donc l'influence de l'obscurité complète ?

Telles sont les recherches que nous avons poursuivies dans les expériences suivantes :

Expérience M

9 novembre. — Nous provoquons sur l'œil droit d'un lapin une kératite assez intense au moyen d'une cautérisation sur

la partie supérieure de la cornée. Notre but est de former une lésion, semblable à celles qui, chez certains malades, ralentissent les courants intra-cornéens.

11 novembre. — On verse de l'ésérine. Pas de contraction pupillaire.

Nous faisons une érosion à la partie inférieure de la cornée, puis on instille trois gouttes d'une solution au $\frac{1}{20}$ de nitrate d'argent.

12 novembre. — La cornée dans son tiers inférieur présente un néphélion superficiel très léger, le point érodé est le siège d'une tache plus foncée.

14 novembre. — La région dépouillée artificiellement de son épithélium a une teinte jaunâtre au centre de laquelle on voit une petite tache noire d'argent réduit.

23 novembre. — L'inflammation est arrêtée, la cornée a repris sa transparence. En bas un petit leucome net occupe exactement le point érodé.

Nous voyons que le courant endosmotique a été assez ralenti, pour retarder la pénétration de la cornée par la solution d'argent. L'élimination ou la neutralisation par les larmes ont eu le temps de se faire, avant la réduction par la lumière, hormis cependant vers le point dépouillé de son épithélium, qui est resté imprégné, et où s'est formé un petit leucome très limité, qui reste comme témoin du contact.

Expérience N

10 décembre. — On injecte dans l'œil gauche d'un chien, à travers la sclérotique, 5 à 6 gouttes d'huile. Une partie s'infiltre à travers les lames scléroticales.

L'hypertomie est nette quoique peu accentuée. L'ésérine

reste sans action, et à l'ophtalmoscope on retrouve une goutte d'huile dans le corps vitré.

On érode la cornée à sa partie supérieure, puis on instille 3 gouttes d'un collyre au $\frac{1}{20}$ de nitrate d'argent.

13 décembre. — Le chien présente sur l'œil gauche un néphélion très superficiel, blanchâtre, néphélion que nous retrouvons toujours lorsque le nitrate d'argent touche la cornée et y exerce son action caustique. Le point érodé n'a pas de coloration différente, pas de nuance noire ni jaunâtre. L'animal se conduit très bien encore et le trouble commençant du vitré le gêne plus que le trouble de la cornée.

L'ésérine reste encore sans effet.

La quantité d'huile injectée étant moindre que dans une expérience précédente, le trouble du vitré n'est visible que dans la région de la goutte.

22 décembre. — La cornée est absolument limpide. Plus de néphélion même au point érodé. La conjonctive ne garde pas de trace d'inflammation. Dans le corps vitré, où on voyait autrefois la goutte, on trouve encore un point d'un volume inférieur, quoique situé dans la même région et ayant une réfringence différente de celle du vitré. L'état général est très satisfaisant. Le chien voit très bien de cet œil.

24 décembre. — A l'examen ophtalmoscopique l'œil ne présente plus rien d'anormal.

Nous avons vu qu'un excès de tension arrête l'introduction de l'ésérine et de l'atropine dans la cornée. Il est arrivé pour le chien, sujet de l'expérience précédente, le même phénomène avec la solution de nitrate d'argent. Celle-ci n'a pas pénétré à cause de la suspension du courant endosmotique, et nous n'avons eu comme accident qu'un trouble superficiel dû au contact de la solution caustique sur l'épithélium cornéen. Chose étonnante : le point érodé lui-même n'a pas de trace d'opacité noire. Le nitrate d'argent a pu s'éliminer avant d'être atteint par la lumière. Nous sommes néanmoins persuadé qu'en maintes circonstances quelques traces de nitrate d'argent doivent rester dans l'érosion, puisque c'est une cavité véritable, et peuvent être surprises là par la lumière, comme cela est arrivé dans l'expérience M. En tout cas, dans ces conditions, l'opacité se limite nettement au point érodé. Dans les deux expériences qui précèdent, nous avons vu que, malgré l'action de la lumière, il est des circonstances qui empêchent la formation des taches noires d'argent réduit dans la cornée. Si nous n'avons pas, en effet, concentré les rayons lumineux, nous n'avons pas cherché à soustraire l'œil à l'action du jour. Or, on sait quelles précautions extrêmes il faut prendre pour soustraire les plaques photographiques à son influence. Il nous restait donc à observer si l'obscurité a une influence véritable sur la formatiou des taches ; si, étant donné un œil à l'état de tension normale et imprégné de nitrate d'argent, on peut s'opposer, dans une certaine mesure, à la décomposition de ce sel dans la cornée.

Expérience O

14 novembre. — *Lapin.* — On fait de petites éraillures les unes en haut, les autres en dehors, au niveau de l'angle postérieur de l'œil. L'opération est faite un jour moyen. Les points de suture aux paupières sont posés préalablement. Cinq ou six gouttes d'un collyre de nitrate d'argent au $\frac{1}{20}$ sont instillées et les points de suture sont serrés aussi rapi-

dement que possible. L'occlusion des paupières paraît satisfaisante.

Le lapin est placé dans une caisse relativement obscure.

17 novembre. — Les paupières sont ouvertes, les sutures enlevées. On trouve au-dessous une masse essudative blanchâtre qui masque la cornée. Celle-ci est louche et dépolie légèrement, laissant apercevoir la pupille et l'iris. Un trouble cependant existe à la partie supérieure, dans la région érodée. Un peu d'inflammation des paupières et de chémosis, provoqués sans doute par les points de suture et le contact de la solution caustique. Lavage antiseptique.

23 novembre. — La cornée paraît se déterger, mais avec lenteur.

26 novembre. — La région érodée présente des stries correspondant à chaque érosion, d'une nuance jaunâtre, nettes, franchement limitées. Le reste de la cornée est divisé en deux zones; une zone centrale opaque, mais superficiellement, de telle façon qu'on peut apercevoir la teinte noire de la pupille. C'est le produit de la cautérisation superficielle du nitrate d'argent. Cette teinte ne peut être comparée exactement qu'à celle de la brûlure par le lait de chaux. Autour de cette zone, une deuxième annulaire, laquelle est un pannus. De nombreux vaisseaux très fins s'avancent de la périphérie vers le centre de la cornée.

1er décembre. — L'œil est énucléé.

Si l'on rapproche de cet œil celui qui fait l'objet de l'expérience I, on trouve une différence considérable entre eux.

Tous deux présentent il est vrai des points noirs à chaque érosion, mais l'un, celui sur lequel on a fait agir la lumière, offre au centre de la cornée une large tache noire d'argent réduit, tache constituée par un dépôt, au milieu même du tissu cornéen, et formée par le sel d'argent décomposé. L'autre présente au centre de la cornée un leucome blanchâtre, leucome vulgaire de toutes les kératites, sans aspect particulier. Quant aux petites taches noires, occupant dans les deux yeux le siège des érosions, quelque soin qu'on prenne pour que l'obscurité soit aussi parfaite que possible, on les trouve presque toujours. Est-ce au moment de l'opération, avant la suture des paupières, qu'ils se forment? Ou bien existe-t-il encore quelques traces de nitrate d'argent non éliminé quand on enlève les sutures? Nous l'ignorons, nous sommes nonobstant persuadé que plus on prendra de précautions, plus on aura de chance pour les éviter.

Le microscope montre à n'en pas douter, que ces petites taches des érosions sont bien des taches noires d'argent réduit, semblables au point de vue de la nuance, à celles décrites plus haut, mais elles sont limitées à un point et ne s'allongent pas à travers la cornée.

Ces expériences nous paraissent faire ressortir assez bien, quel rôle considérable joue la lumière sur le nitrate d'argent en contact avec une cornée. Cependant nous avons voulu voir, si l'obscurité aussi absolue que possible, ne peut pas s'opposer complètement à la formation de l'opacité noire.

Expérience P

27 mars. — *Lapin.* — Erosions préalables en haut et en dehors sur la cornée.

Nous passons sur les paupières deux fils à suture, pour être prêt à les serrer immédiatement, et soustraire l'œil en expérience à la lumière d'une façon absolue. Le lapin est transporté dans la chambre noire, éclairée à la lumière photographique. Malheureusement, un léger rayon de jour filtre à travers la draperie, rendant l'obscurité un peu moins complète. De deux minutes en deux minutes, nous instillons deux gouttes d'une solution de nitrate d'argent au $\frac{1}{20}$. Cinq instillations dans l'espace de 9 minutes. Toujours dans la chambre noire, nous serrons les paupières avec les fils métalliques, provoquant ainsi une occlusion à peu près hermétique. Puis nous transportons l'animal, recouvert d'un drap noir, dans une chambre noire, qui lui servira de séjour pendant les trois jours que durera l'occlusion.

30 mars. — On enlève les sutures dans la chambre noire; sous les paupières, on trouve une masse exsudative blanchâtre. On verse quelques gouttes d'hyposulfite de soude, pour neutraliser le nitrate d'argent qui aurait pu rester à la surface de l'œil ou dans l'angle des paupières.

A l'examen, la cornée présente une teinte générale louche, ce qui se comprend, l'œil ayant été fermé; le contact du nitrate d'argent a été prolongé et l'action caustique intense. On ne trouve rien qui rappelle les lignes noires ou la tache centrale des expériences du chapitre III. Cependant l'érosion interne présente un point un peu noir. Le microscope nous montrera si nous avons affaire à de l'argent réduit.

10 avril. — Sortie du liquide de Muller; la cornée se présente absolument transparente. Cependant, à la partie interne, au point où à été faite l'érosion, nous retrouvons la petite tache noire très nette.

Sur une coupe transversale, allant de la périphérie au centre et portant sur l'opacité, on trouve à la face antérieure, tenant $\frac{1}{8}$ à peine de l'épaisseur totale de la cornée et ayant une longueur double de son épaisseur, une tache noire semblable à celles étudiées dans les préparations précédentes. Le reste de la cornée est transparent. Une zone assez mince entoure la tache, zone formée par du leucome vulgaire, facilement reconnaissable à la désorganisation des fibres cornéennes qui ont perdu leur aspect parallèle.

L'acide chlorydrique agit de la façon suivante : Sur la lamelle microscopique, la tache se dissocie en petits magmas qui deviennent jaunes et disparaissent. La tache a disparu en totalité après un laps de temps de vingt minutes.

Nous avons donc bien certainement à faire à un point noir d'argent réduit, occupant le siège même de l'une des érosions. Mais la différence d'aspect entre cette cornée et celles qui ont fait l'objet des expériences où nous avons laissé agir la lumière, est manifeste. Ici, la transparence est complète ; pas de tache centrale noire ni jaune, pas même de leucomes sinueux et linéaires ; rien de tout cela : un seul point gros comme une piqûre d'épingle affecte la coloration noire, le point correspondant à l'érosion et qui ne fait presque jamais défaut.

Tels sont les phénomènes que nous avons observés en instillant une solution de nitrâte d'argent sur un œil mis à l'abri de la lumière : l'absence à peu près complète de leucome noir. D'autre part, le même fait se présente lorsque, quoique exposée aux rayons lumineux, la cornée est le siège d'une kératite assez vive ou qu'il existe un excès de tension dans le globe oculaire, c'est-à-dire lorsque le courant intra-cornéen est ralenti ou arrêté.

CHAPITRE V

Nous pouvons de ce qui précède tirer les conclusions suivantes :

1° Les collyres pénètrent directement dans la cornée, en suivant un courant centripète, comme l'a démontré Gosselin. L'ésérine et l'atropine ont donc une action directe sur l'iris.

2° Certaines lésions de la cornée, kératites, ulcères, anciens leucomes récemment enflammés, etc., ralentissent le courant intra-cornéen ; un excès de tension du globe oculaire l'arrête complètement.

3° Le nitrate d'argent en solution pénètre directement dans la cornée, et suit la direction centripète.

4° Il y cause des opacités noires, dues à sa réduction par la lumière, en argent métallique ou en sous oxyde d'argent, réaction analogue à celle qui se passe dans les épreuves photographiques.

5° C'est à l'action de la lumière seule, et non à l'addition de laudanum dans les collyres au nitrate d'argent, qu'est due l'opacité noire sepia, ou jaune paille. La théorie des méconates d'argent est donc erronée.

6° Les affections aiguës de la cornée, et le glaucome expérimental, s'opposant à la pénétration des collyres, sont des obstactes à la formation des leucomes d'argent réduit.

7° N'employer, par conséquent, le nitrate d'argent en crayon ou surtout en solution, que dans les ophthalmies intenses, dans lesquelles l'hypertonie est fréquente.

8° Laisser, autant que possible, les malades dans l'obscurité.

9° Ne jamais oublier la neutralisation par le chlorure de sodium.

10° Des recherches restent à faire, au point de vue du tatouage ; dès à présent, nous pouvons affirmer qu'à l'aide du crayon et même de la solution de nitrate d'argent, on pourra transformer un leucome blanc en opacité noire.

Lyon. — Imprimerie Nouvelle, rue Ferrandière, 52.

www.ingramcontent.com/pod-product-compliance
Ingram Content Group UK Ltd.
Pitfield, Milton Keynes, MK11 3LW, UK
UKHW020428230726
13925UKWH00004B/1650

9 782016 111604